Remedios Caseros Para la Migraña o Jaqueca, y La Cefalea Tensional - Prevención y Tratamiento

¡Su Dolor de Cabeza Constante Puede Ser Detenido Con Estrategias Simples Pero Muy Eficaces y Sin Recurrir a Una Farmacia!

Antonio Monroy, Ph.D.

Contenido

Introducción

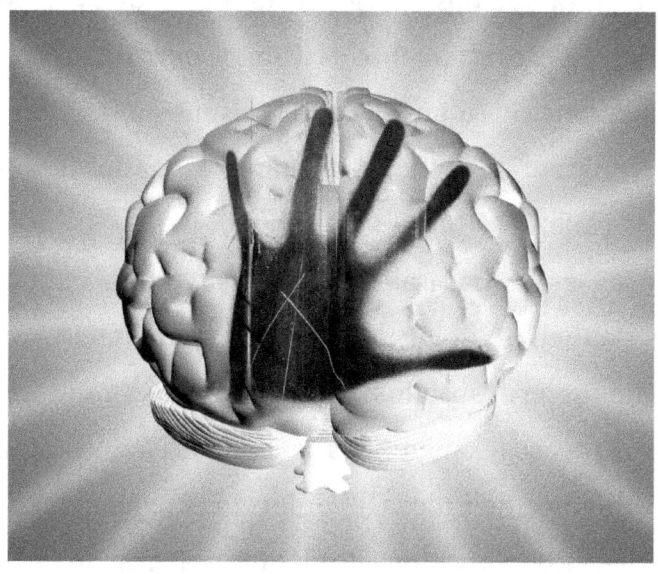

Un dolor de cabeza es una de las quejas más frecuente en los consultorios médicos. Los dolores de cabeza pueden plagar a cualquiera de nosotros y pueden dejar incapacitado aún al más fuerte y al más valiente. Un dolor de cabeza llega a afectar nuestro bienestar, nuestra productividad, e incluso nuestro desenvolvimiento social. Lo alentador es que hoy en día se ha hecho un enorme progreso en tratamientos sin medicamentos. Esta fue una de mis motivaciones para escribir este libro. La otra motivación fue el poder saber que un día le pude evitar a otro ser el dolor que mi familia tuvo que soportar hace algún tiempo a causa de las migrañas.

La pregunta que nos concierne aquí es si un MAL dolor de cabeza debe necesariamente terminar derrumbando a una BUENA persona. Para encontrar la respuesta, es importante que primero entendamos más sobre la naturaleza de los dolores de cabeza.

¿Cual es es la naturaleza de un dolor de cabeza? Los expertos definen un dolor de cabeza como el resultado de las señales de dolor causados por las interacciones entre el cerebro, los vasos sanguíneos y los nervios circundantes. Durante un dolor de cabeza, el dolor no proviene del cerebro, sino de nervios activados alrededor del cráneo, los vasos sanguíneos y los músculos de la cabeza. La activación de nervios específicos del cráneo envía señales de dolor que el cerebro interpreta como un dolor de cabeza.

Los dolores de cabeza pueden ser identificados como dolores de cabeza por migraña, por sinusitis, o por tensión. Ahora bien, pese a que estos dolores son muy diferentes, ellos afectan a la misma parte del cuerpo, que es la cabeza. Lo bueno es que el entender mejor su naturaleza nos conduce a una conclusión interesante, la cual es que la mayoría de los dolores de cabeza pueden ser prevenidos.

Los dolores de cabeza pueden ser desencadenados o ser

2

agravados cuando su víctima está expuesta a determinados factores ambientales o a causa de algunos aspectos de su estilo de vida. Esta es una noticia alentadora porque la mayoría de las personas con dolores de cabeza pueden llegar a sentirse mejor simplemente haciendo ajustes a su estilo de vida y aprendiendo formas de relajarse. La mayor parte de los consejos prácticos que le ofrezco en este libro se basan en el principio de que tomar el control de dolores de cabeza es una parte importante del autocuidado . Durante su lectura podrá encontrar muchos pasos sencillos que aumentaran sus posibilidades de prevenir, detener o manejar mejor hasta los más duros dolores de cabeza.

En este libro he incluido decenas de consejos sobre cómo prevenir los dolores de cabeza. La colección de soluciones naturales que encontrará en el transcurso de su lectura comprende no solo acciones que le ayudarán a prevenir los dolores, sino también tratamientos que están a su alcance y no tienen nada que ver con suplementos, hierbas, o farmacéuticos. Pero antes de irnos a los consejos, partiremos con al menos un conocimiento superficial de los diferentes tipos de dolores de cabeza.

Las Causas Más Comunes De Los Dolores de Cabeza

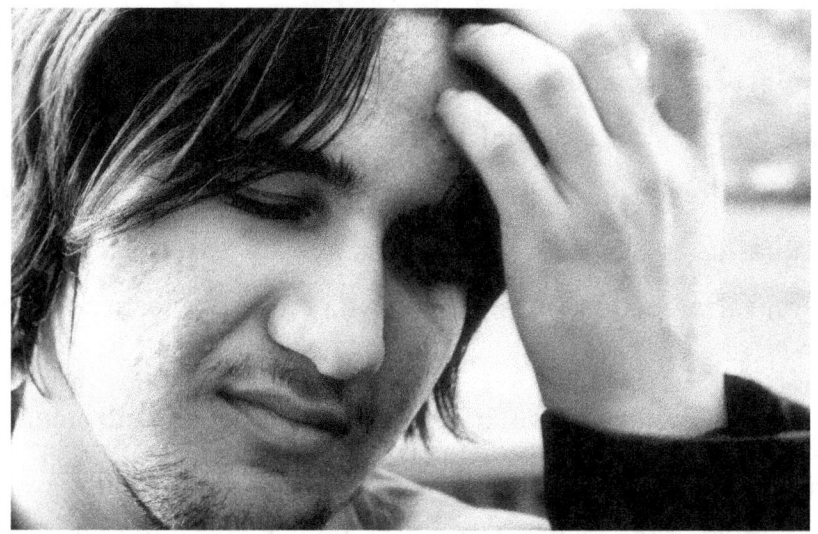

La mayoría de la gente tiene dolores de cabeza de vez en cuando, pero si usted tiene un dolor de cabeza con frecuencia, usted podría estar sufriendo de una de las causas más predominantes que son tres: migrañas, cefaleas tensionales, y problemas con los senos nasales.

Las migrañas

Una migraña suele ocasionar latidos intensos o pulsantes en un lado de la cabeza y suele ser acompañada de náuseas, vómitos y sensibilidad extrema a la luz y al sonido. Los ataques de migraña pueden durar por horas o días y ser tan graves que todo lo que la víctima pueda pensar es en encontrar un lugar oscuro y tranquilo para descansar.

Una migraña es un dolor de cabeza que se presenta sin ninguna razón aparente. Las bases de una crisis de migraña están principalmente relacionadas a cambios en los vasos sanguíneos que suministran sangre al cerebro. Dichos cambios entonces actúan como encendedores del dolor. Pese a que las causas de los cambios en los vasos sanguíneos cerebrales pueden variar de persona a persona, esta es la vía por la cual las migrañas son generalmente iniciadas.

La migraña tranquilamente representa el síndrome de dolor de cabeza más común, llegando a afectar entre el diez y el quince por ciento de la población mundial. Una característica peculiar de la migraña es que por lo general comienza en la niñez o la adolescencia y es más común en adultos jóvenes y de mediana edad. El consuelo que les queda a quienes sufren de migrañas es que normalmente ellas tienden a disminuir a medida que avanza su edad. Las migrañas no son discriminatorias y no tienen nada que ver con antecedentes como ser la educación, o la clase social de una persona.

Las migrañas tienen un fuerte impacto en la calidad de vida de una persona. Una migraña afecta no sólo a su víctima, sino también las vidas de aquellos que están en contacto próximo con ella. Una vez que el dolor de la migraña queda establecido, este no para sino hasta que se ha transformado en agonía completa. Es muy poco lo que una persona afectada puede hacer para detener este dolor que llega a parecer casi como si un lado de la cabeza estuviera siendo desgarrado. Los ataques de migraña pueden a veces ser tan severos que la persona afectada podría tener que abandonar sus actividades de rutina por tres o cuatro días consecutivos. Pese a su severidad, las migrañas también se pueden prevenir en gran medida con los consejos que encontrará más adelante en su lectura.

Afortunadamente la migraña es transitoria, es decir, el dolor desaparece después de algún tiempo. Esto sucede generalmente cuando la persona recibe un par de horas de sueño profundo. Desafortunadamente las migrañas tienden a repetirse, pudiendo ocurrir tan a menudo como varias veces a la semana o raramente como una vez cada pocos años. Ellas pueden ocurrir en cualquier momento, pero al menos para algunas personas es posible predecir la aparición de la migraña. Por ejemplo, hay una mayor tendencia a la migraña cerca al día sábado por la mañana, cerca o durante la menstruación, o después de una semana de trabajo estresante.

Los siguientes factores a menudo actúan como

detonadores de la migraña.

1. El estrés es uno de los principales factores que pueden contribuir a la aparición de una migraña. Es de notarse que puede que no le sea posible escapar de la causa del estrés, sobre todo si se trata de algo relacionado con su trabajo.

2. La ira también puede desencadenar una migraña. Para la gente de temperamento corto es aconsejable que aprendan maneras de controlar su ira. El mejor método por supuesto es el método del uno al diez. Para ello, tan pronto como se sienta enojado cuente del uno al diez muy despacio antes de que finalmente descargue su ira. El resultado es que para el momento en que llegue al diez su ira ya habrá enfriado considerablemente.

3. La fatiga física y mental puede llevar a una crisis de migraña por lo que no se auto presione demasiado. Cuando el cuerpo empiece a darle señales de que ya ha rendido suficiente, preste atención y pare todo lo que está haciendo. La clave está en tener en cuenta que la productividad que ganaría prolongando su jornada de trabajo no vale la pena comparada con la falta de productividad que habrá en aquellos días empañados

por una migraña.

Además hay también personas que tienen antecedentes familiares de migraña. La naturaleza exacta de esta condición hereditaria hasta ahora es desconocida, pero se cree que las personas que sufren de migrañas tienen una anomalía hereditaria en la regulación de los vasos sanguíneos cerebrales.

Cefaleas por irritación nasal

Los problemas de los senos nasales también pueden dar lugar a dolores de cabeza. Los senos nasales son pequeños espacios en los huesos de la cara situados justo por debajo de la piel del rostro. Estos espacios se concentran en la región nasal, en la frente, y alrededor de los ojos. A veces, debido a una infección, estos espacios se inflaman con moco y también pueden quedar infectados, resultando en una sinusitis que en turno nos conduce al dolor de cabeza. Hay muchas causas de la sinusitis, entre las que están las alergias, una desviación del tabique nasal, resfriados severos, partes agrandadas dentro de la nariz, e infección aguda frecuente.

El estrés y la tensión nerviosa

Una cefalea tensionales es otro de los tipos de dolor de cabeza más comunes. Este suele ser dolor que varía de leve a moderado y los que lo sufren lo describen como la sensación de una banda apretada alrededor de la cabeza. Ellos pueden llegar a sentir como si contracciones musculares fueran las responsables por el dolor de cabeza, de ahí que se lo conoce como un dolor de cabeza de tipo tensional. Cabe notar sin embargo que actualmente los expertos ya no piensan que las contracciones musculares sean las responsables.

El estrés y la ansiedad son causas de cefaleas tensionales, de manera que en el momento en que una persona se pone tensa por algo desarrolla una cefalea tensional. La falta de sueño, ansiedad, problemas, o preocupaciones también suelen dar lugar a la cefalea tensional.

¿Será necesario vivir siempre bajo el tormento de sus dolores?

Siempre y cuando su dolor de cabeza no sea el síntoma secundario de una enfermedad crónica, como ser un tumor, en realidad no tiene necesidad de soportar el dolor cuando realmente tiene más de una opción. Siga los consejos que se indican a continuación y usted se sorprenderá al descubrir que en realidad la prevención de los dolores de cabeza y su tratamiento sin necesidad de recurrir a productos farmacéuticos está totalmente al alcance de sus manos.

La Fatiga Visual y Los Dolores de Cabeza

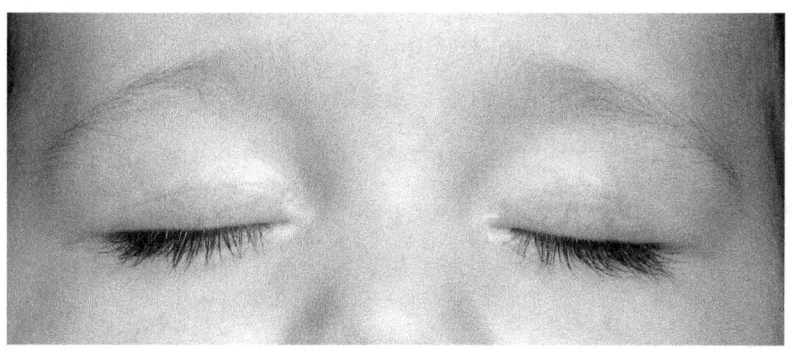

Sus ojos necesitan suficiente iluminación

La iluminación de la habitación es muy importante para poder ponerse a leer, coser, bordar, o cualquier otra actividad que requiera esfuerzo de enfoque visual. La fuente de luz no debe estar situada delante de sus ojos, sino que debe estar detrás de su cabeza. Esto también es cierto mientras usa una computadora. También tenga en cuenta que una habitación demasiado iluminada es tan mala como una habitación poco iluminada.

Observe sus hábitos de lectura

Mantenga una distancia que le sea cómoda para sus ojos, teniendo en cuenta que un libro muy lejos es tan malo como un libro muy cerca. Idealmente debe mantener el libro al nivel del pecho. Muchas librerías venden soportes que le permitirán mantener su libro en la distancia adecuada.

Tenga cuidado con el tamaño de impresión del libro que está leyendo. Si la impresión del libro es demasiado débil, o si el tamaño del tipo es demasiado pequeño, simplemente deshágase del libro. La mayoría de las bibliotecas tienen versiones de los libros con letras grandes y si esto no es posible, use una lupa o gafas de aumento.

No lea en vehículos en movimiento. Muchas personas tratan de leer durante el viaje en coche para matar el tiempo, sin embargo las curvas y baches en el camino pueden causar dolores de cabeza e incluso mareos. No importa cuán suave es el camino y no importa lo bueno que sean los amortiguadores del coche, inevitablemente habrán movimientos bruscos. Esto obligará a los ojos a ajustarse y reajustarse a la impresión y este ajuste y reajuste continuo es un esfuerzo extraordinario que al final resulta ser muy malo para sus ojos. Inevitablemente en el transcurso del viaje terminará con un dolor de cabeza.

La luz de la pantalla de su televisor o su computadora no es suficiente para leer. Algunas personas tienden a leer a la luz que proviene de la pantalla del televisor o la computadora, una luz no es suficiente para que los ojos distingan bien lo que está impreso. Es imperativo que para leer en esta instancia uno debe combinar con la luz de una lámpara o del techo.

Si le resulta difícil de leer, se da cuenta que está entrecerrando los ojos o tiene los ojos llenos de lágrimas mientras lee o hace cualquier trabajo, entonces es posible que necesite lentes. Visión defectuosa es una de las causas principales de dolores de cabeza., así que no pierda tiempo y consulte a un especialista a la brevedad posible. Si usted actualmente usa anteojos o lentes de contacto, hágase examinar la vista por un profesional al menos una vez cada seis meses.

No lea en la cama

No se ponga a leer mientras está acostado, ya que resulta que esta postura no es la mejor para ponerse a leer. Es una cosa muy común que una persona se acueste con un libro en las manos y en realidad muchas personas han cultivado el hábito de leer por unos minutos antes ir a dormir. Digámoslo de una vez por todas, que para prevenir dolores de cabeza es mejor NO LEER mientras se está acostado.

Sin embargo, si a usted no le queda otro recurso que leer mientras está en la cama, lo mejor que puede hacer es apoyar su cabeza sobre un par de almohadas. Las almohadas dan soporte a la cabeza y al cuello para que su cabeza esté en una posición parcialmente elevada. Esto hará que haya menos daño a los ojos y la cabeza en general.

No sostenga el libro demasiado cerca de sus ojos, lo cual tiende a suceder cuando se pone a leer de acostado. Mientras esta acostado el libro suele a quedar más cerca de los ojos de lo previsto. Esto es algo que es dañino para sus ojos, porque los músculos de los ojos tienen que esforzarse mucho para poder enfocarse en los objetos que están más cerca. Idealmente el libro debería quedar al nivel de su pecho.

No esfuerce sus ojos más de lo necesario

Si está ejecutando un trabajo que lo obliga a forzar la vista, tome descansos cada cinco minutos. Esto resulta especialmente cierto no solo para la lectura, sino también para trabajos como las labores con aguja y aquellas con computadoras u otros aparatos electrónicos.

Si su trabajo requiere muchas horas frente a la computadora, es posible que desee considerar la compra de una lámpara especial que se fija en el monitor. Esta lámpara reduce la fatiga visual causada por la mirada fija en la pantalla de la computadora, y por lo tanto reduce los dolores de cabeza.

No trabaje continuamente en la computadora por más de media hora. De hecho, este es un concepto muy relativo porque algunas personas se cansan más rápido que otras cuando trabajan en la computadora. Las pantallas de computadora emiten radiación, por lo tanto cuanto menos tiempo pueda estar delante de la computadora será mejor para evitar cansancio ocular y dolores de cabeza.

No vea televisión mientras está acostado. La mejor posición para ver televisión es estar sentado y sus ojos deben estar preferiblemente a nivel de la pantalla del televisor. Tampoco se siente demasiado cerca de su televisor, debe tener cuidado de sentarse a una distancia considerable de la pantalla. No solo resulta más fácil para que sus ojos puedan concentrarse en las imágenes que destellan en la pantalla del televisor, sino también es menos dañino para sus ojos. La distancia ideal de su televisor es de alrededor de cinco pies (1.5 metros).

La habitación en la que tiene el televisor o la computadora debe estar bien iluminada. Viendo la televisión o trabajando en la computadora en la oscuridad estresa los ojos innecesariamente. Asegúrese siempre de tener prendida una lámpara o la luz del techo. La condición ideal es que la fuente de luz debe estar detrás de usted, colocada de tal manera que no vea la luz reflejada en la pantalla.

Proteja sus ojos

Nunca mire directamente al sol, especialmente entre las siete de la mañana y las cuatro de la tarde. Si va a conducir o estar afuera durante este tiempo, asegúrese de proteger sus ojos con gafas o una visera.

Mientras va al aire libre durante el verano, proteja sus ojos con gafas de sol, que son la mejor protección que puede darles. La luz del sol acarrea radiación ultravioleta y otras radiaciones nocivas. Sus ojos necesitan protección de estas radiaciones que pueden causar graves daños, especialmente si sus ojos están directamente expuestos a ellas.

Las gafas de sol deben cubrir la región de sus ojos por completo y ellas pueden ser de cualquier color, pero asegúrese de que ofrezcan protección a sus ojos contra la radiación ultravioleta. La mejor manera de elegir sus gafas de sol es que se las ponga y luego se mire en un espejo. Si usted puede ver sus ojos en el espejo, las gafas no son lo suficientemente buenas.

Haga descansar sus ojos

Si usted siente que sus ojos están estresados o bajo presión, tómese un descanso. El mejor descanso para los ojos es mirar a un objeto distante, o simplemente mantenerlos cerrados. Sus ojos le dan señales cuando están bajo tensión.

Usted encontrará que se está cansando cuando sus ojos comiencen a ponerse lagrimosos o es posible que note que tiene que entrecerrar los ojos para obtener una mejor visión.

Si sus ojos le dan señales de que ya han tenido suficiente, obedezca a la señal y haga una buena pausa. Pero a menudo, después de que uno se acostumbra a trabajar en la computadora, tiende a ignorar estos signos. Lo mejor que puede hacer es imponerse la regla de dar a sus ojos un descanso por lo menos cada media hora de trabajo en la computadora.

El mejor descanso que puede dar a sus ojos es mirar a un objeto distante. También puede tratar de masajear sus ojos suavemente. Cuando opte por un masaje, por favor recuerde que sus ojos no se asemejan a ninguna otra parte de su cuerpo, son mas delicados y por tanto cuando se trata de darles masaje hágalo muy suavemente. A continuación le ofrezco una guía:

1. Los mejores dedos para masajear los ojos son los tres dedos del medio, los que están entre el pulgar y el meñique. Para masajear sus ojos tenga cuidado de usar sólo las yemas de los dedos. Coloque la yema de su dedo sobre el párpado y presione suavemente. Por favor, recuerde que la presión debe ser suave, no se

trata de una terapia de masaje intensivo.

2. Ahora haga rodar sus dedos alrededor de los ojos haciendo suaves movimientos circulares. El movimiento debe partir de las cejas y terminan en las esquinas de los ojos, cerca del tabique nasal.

3. Repita esto dos o tres veces y usted podrá empezar a sentir sus músculos oculares relajándose. Si está trabajando en algo que ocasiona un montón de tensión en los ojos, es una buena idea repetir este masaje por lo menos cinco o seis veces al día.

Si no parpadea los ojos, se le secan, le dolerán y esto en última instancia resultará en un dolor de cabeza. Cuando parpadea sus párpados lavan sus ojos con las secreciones lagrimales. Sus ojos deben siempre estar humedecidos para trabajar bien, por ende no se olvide de parpadear y de hacerlo incluso si usted está profundamente absorto en algo muy interesante.

Trate de abrir y cerrar deliberadamente sus ojos mientras trabaja en la computadora. Cuando se trabaja en la computadora hay una mayor tendencia a mirar al monitor sin pestañear. Esto es especialmente cierto si usted está emocionado con un juego. En estos casos, usted debe hacer un esfuerzo consciente para abrir y cerrar los ojos.

Refresque los músculos de los ojos con rodajas de pepino. Esta es una manera maravillosa de relajarse. Si usted ha tenido un día difícil o ha tenido que ser expuesto al sol por mucho tiempo, lo mejor que puede hacer para calmarse es aplicar una rodaja de pepino a cada uno de sus ojos. Este es un método cien por ciento natural de enfriamiento de los ojos y se sorprenderá de lo fresco que se siente cuando se quite los trozos de pepino luego de solo un par de minutos.

Ejercite sus ojos

Los ejercicios oculares son muy aconsejables para todos nosotros. A continuación le ofrezco un método simple para ejercitar sus ojos.

1. Mire hacia delante de usted, preferentemente hacia un objeto distante.
2. Cierre los ojos y deje que los rayos de luz se desvanezcan. Ahora abra los ojos y mueva sus globos oculares hacia el extremo superior de las órbitas y manténgalos allí durante unos segundos.
3. Luego muévalos hasta el extremo inferior de las órbitas y manténgalos allí durante unos segundos.
4. A continuación, muévalos hasta el extremo izquierdo y

manténgalos allí durante unos segundos.

5. Luego muévalos hasta el extremo derecho y manténgalos allí durante unos segundos.

6. Finalmente muévalos hacia el centro, es decir hacia la nariz y manténgalos allí durante unos segundos.

7. Repita este ejercicio tres o cuatro veces al día.

Dieta para sus ojos

Las zanahorias son uno de los mejores productos que la naturaleza le ofrece para mantener una buena visión. Las zanahorias son ricas en vitamina A, que es la vitamina necesaria para el buen funcionamiento de la vista. Así que adelante, incorpore zanahorias ya sea crudas o cocinadas en su menú diario. También consuma vegetales verdes como ser la espinaca, que son ricos en luteína. La luteína es un antioxidante que puede ayudar a proteger no solo sus ojos sino también su piel de las reacciones de oxidación. Varios estudios han demostrado que la luteína puede reducir significativamente el riesgo de degeneración de la mácula ocular, un área muy importante de su retina, que generalmente ocurre con la edad avanzada.

Deshágase De Substancias Tóxicas

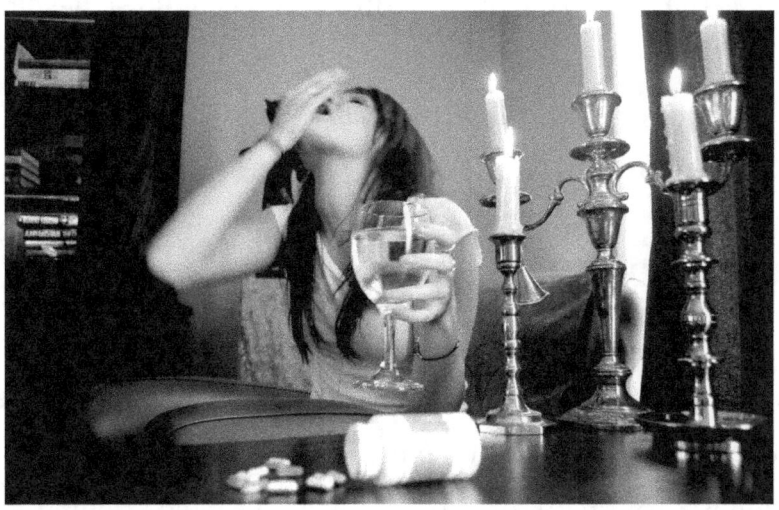

El cuerpo humano ingiere una cantidad considerable de sustancias tóxicas, tanto por medio del aire como a través de los alimentos y bebidas. También substancias tóxicas son producidas por el cuerpo como resultado de los diversos procesos metabólicos. Estas toxinas tienen que ser liberadas de forma continua o de lo contrario se acumulan en el cuerpo, con resultados graves.

Una de las mejores maneras de liberar estas toxinas es a través de la exhalación al respirar. Con cada aliento que tomamos, estamos tomando oxígeno. Este oxígeno es transportado por la sangre a cada célula del cuerpo y cada célula de hecho debe tener suficiente oxígeno no sólo para sobrevivir sino también para permanecer saludable. Las células toman el oxigeno revitalizaste y a cambio se deshacen de moléculas y gases tóxicos. El aire que exhalamos expulsa consigo gases tóxicos que nuestras células han liberado.

Un hecho curioso es que la mayor parte de nosotros no sabe respirar adecuadamente. Por lo tanto, es imperativo que hagamos un esfuerzo sincero para mejorar nuestra manera de respirar. Los ejercicios de respiración ayudan a oxigenar mejor sus células y liberar las toxinas del cerebro. Pero primero, por supuesto, tenemos que asegurarnos de que no estamos respirando aire contaminado. El mejor tiempo para los ejercicios de respiración es temprano en la mañana cuando el aire tiene relativamente menos contaminación.

Respire Adecuadamente

Para empezar primero debe sentarse cómodamente a fin de que no haya tensión en alguna parte de su cuerpo. No es imprescindible que usted cierre los ojos, pero he notado que el ejercicio funciona mejor cuando los ojos están cerrados. Una vez que esté cómodo, lo que tiene que hacer es inhalar lenta y profundamente, y sentir el aire fresco llenando sus pulmones hasta que ya no pueda más. Al mismo tiempo evoque imágenes de la atmósfera que rodea todo su cuerpo y llega a todas sus células, figurativamente un baño con oxígeno.

A continuación, mantenga la respiración por unos segundos y luego exhale muy lentamente dejando salir todo el aire que estaba contenido en sus pulmones. Esta vez evoque una imagen de todas las toxinas siendo liberadas de su cuerpo y que cada célula se está liberado de la carga que llevaba. Haga una pausa por uno o dos segundos y otra vez respire profundamente, poco a poco dejando que sus pulmones se llenen del aire limpio y rejuvenecedor. Repita este ejercicio por lo menos diez veces, teniendo cuidado de no apresurarse para nada durante el proceso.

Cuando usted haya hecho esa parte del ejercicio es tiempo de pasar a la segunda parte. Una vez más siéntese con los ojos cerrados, pero esta vez manteniendo una de las fosas nasales taponada con la ayuda de su dedo índice. Lo mejor es cerrar primero la fosa nasal derecha con ayuda de su dedo índice derecho. Ahora, respire profunda y lentamente por la fosa nasal izquierda manteniendo el orificio nasal derecho cerrado. Cuando usted haya tenido el aire por uno o dos segundos, libere su fosa nasal derecha y exhale a través de ella.

Mientras usted está respirando evoque una imagen de todas las toxinas que son liberadas de su cabeza y de su cerebro en particular. Y a medida que respira y evoca imágenes de la pureza del aire que ahora circula, su cerebro estará liberándose de todas las preocupaciones y problemas que pueden conducir a dolores de cabeza. Repita este ejercicio con la otra fosa nasal y de esta manera alterne al menos diez veces entre sus dos fosas nasales. El ejercicio de respiración completo no le debe tomar más de diez minutos.

Sea Delicado Con Su Cabeza

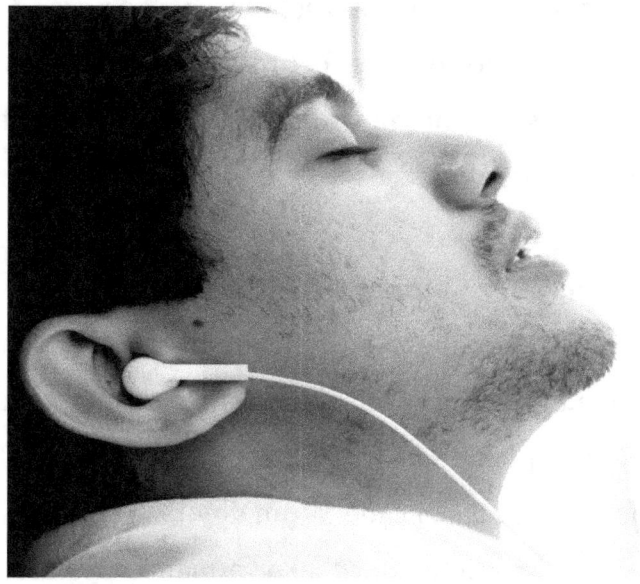

Evite movimientos bruscos

Nunca sacuda su cabeza con violencia y en lo posible absténgase de subir a la montaña rusa e incluso de conducir en las carreteras sin terminar. Por el contrario un movimiento suave de la cabeza lo puede alertar si usted tiene una infección en los senos nasales. Si usted mueve la cabeza ligeramente, el dolor aumentará y esto es un buen método para decidir si el dolor de cabeza es en realidad debido a una infección en los senos nasales. Si usted tiene una infección en los senos, no sacuda la cabeza porque el dolor irá en aumento. Otro método es tratar de agacharse, ya que en el momento que baje la cabeza sentirá como si hubiera algo pesado dentro de su cabeza. Si ello lo conduce a descubrir que tiene una infección en los senos nasales, absténgase de agacharse hasta que la infección desaparezca.

Evite tener la cabeza húmeda

Séquese bien la cabeza después de una ducha. Para más eficacia, lo mejor es utilizar una toalla. Si deja su cabello mojado, el agua puede filtrarse a través del cuero cabelludo y como consecuencia desencadenar un dolor de cabeza.

Evite usar el secador de cabello lo menos posible. El uso de un secador no resulta una muy buena idea ya que no solo el calor del secador es realmente malo para la cabeza sino que el zumbido del secador puede llegar a inducir un dolor de cabeza. Si debe utilizar un secador, utilícelo sólo si tiene el cabello largo y en todo caso mantenga el soplador de aire caliente lo mas alejado que sea posible de su cabeza. Nunca lo use para secar cabello corto, la toalla basta para ello.

Manténgase alejado de la lluvia, en especial la primera lluvia de la temporada. Las primeras lluvias son especialmente muy malas porque el agua acarrea consigo una buena cantidad de contaminantes y esto en sí mismo puede dar lugar a una gran cantidad de enfermedades. No es bueno dejar que la lluvia caiga directamente sobre su cabeza. El agua de lluvia podrá ser muy refrescante, pero puede resultar en un dolor de cabeza. Lo mismo cuando resulta mojado por la lluvia, hágase el propósito de secarse la cabeza tan pronto como sea posible.

No se lave la cabeza en agua caliente, ya que puede desencadenar una serie de cambios vasculares que pueden hacer más daño que bienestar. Aunque un baño caliente puede ser estimulante para su cuerpo, no es precisamente lo mejor que le puede ofrecer a su cabeza. Tome un baño de vapor, si usted quiere, pero trate de mantener su cabeza por encima de los vapores.

El agua fría es mejor para su cabeza pero que le quede claro que con lo del agua fría no me estoy refiriendo al agua helada. Empape algodón en agua con hielo y aplíquelo a la frente. Esta es una buena manera de calmar un dolor de cabeza. Pero no deje el algodón por mucho tiempo. O si ha tenido un día particularmente malo podría intentar aplicar una bolsa de hielo en la cabeza. Pero una vez más, recuerde que el objetivo es enfriar la cabeza y no congelarla, así que no aplique la bolsa de hielo durante demasiado tiempo.

Cubra su cabeza del sol

Si tiene que salir cuando afuera esta bien soleado, proteja su cabeza con un sombrero o una gorra. Pese a que el sol tiene muchos beneficios en cuanto a salud se refiere, el calor del sol puede provocar cambios vasculares y alterar el delicado equilibrio de los diversos fluidos en el interior del cerebro. Esto con toda probabilidad va a precipitar un enorme dolor de cabeza. Es por ello que es imprescindible que usted proteja su cabeza con una gorra o un sombrero cuando tenga que pasar tiempo bajo el sol.

Mantenga su cabello suelto

No use un peinado en el que su cabello esta recogido con mucha tensión. Algunas personas, especialmente las mujeres atan su cabello en moños o trenzas muy apretados. Si su cabello esta recogido con demasiada fuerza va a estirar y así lastimarse el cuero cabelludo y el resultado final es que usted desencadenará un dolor de cabeza.

Deje respirar a su cuero cabelludo

Remueva el gel del cabello antes de ir a la cama. El gel para el cabello también tiene el efecto de sellar todos los poros del cuero cabelludo. Así que la piel en el cuero cabelludo no puede respirar durante la noche y eso es malo para la cabeza. Además es malo que usted duerma toda la noche inhalando las sustancias químicas que componen el gel y el perfume, sea este suave o no, que la mayoría de los geles para el cabello suelen tener.

No Hay Nada Mejor Que Una Noche Bien Dormida

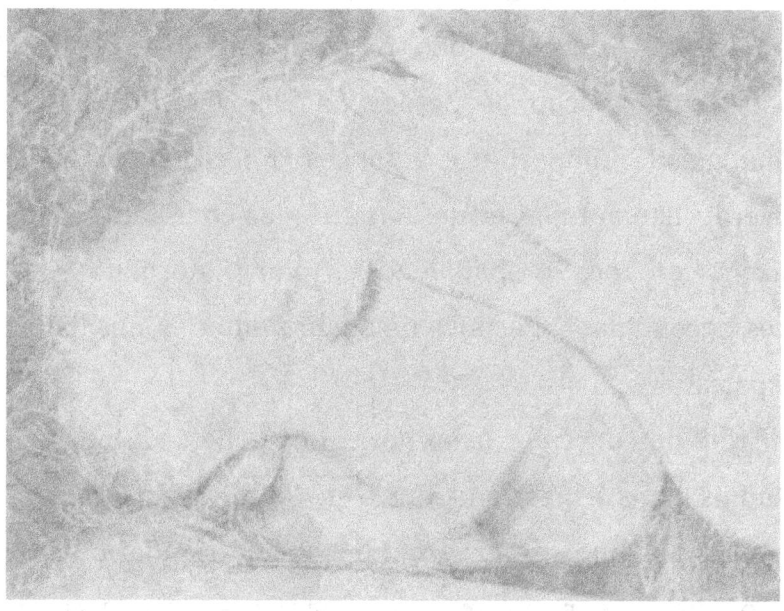

Trate de dormir bien por la noche, ya que una noche de sueño reparador es muy importante para mantener alejados a los dolores de cabeza. El sueño es una de las actividades más básicas y universales de la que todos nos ocupamos. Sin embargo, conciliar el sueño, permanecer dormido y despertarse fresco puede que ocasionalmente sea difícil de lograr para la mayoría de nosotros, mientras que para otros es muy difícil lograrlo todo el tiempo.

Usted necesita paz y tranquilidad para dormir lo suficiente y por lo tanto debe tener cuidado de que no hayan perturbaciones físicas. Trate de eliminar perturbaciones mediante el uso de orejeras o vendas de los ojos. Ajuste el tono de timbre de su teléfono al volumen más bajo posible. No se preocupe mucho de perder una llamada, ya que si la llamada es tan importante, entonces la persona que llama lo volverá a llamará más tarde. Tampoco lea en la cama antes de dormir, con toda probabilidad terminará dormido con las luces encendidas y después de algún tiempo la misma luz lo despertará.

Trate de conseguir ocho horas de sueño cada noche. Los estudios han demostrado que este es el requisito para la mayoría de adultos sanos. Examine su horario diario para ver cómo puede reorganizar su día para asegurar la cantidad correcta de sueño. Trate de eliminar la televisión y otras actividades que no son necesarias, así dándole prioridad de tiempo a la cantidad de sueño que su salud demanda.

Para hacer descansar su cabeza use una almohada que no sea demasiado gruesa. Si la almohada que está utilizando es demasiado gruesa, lo obliga a esforzar los músculos del cuello mientras está dormido. Si los músculos del cuello se enseñan a estar contraídos durante demasiado tiempo, se vuelven rígidos y esto a menudo se traduce en un dolor de cabeza.

Tampoco duerma mucho, ya que dormir demasiado es tan malo como no dormir lo suficiente. Si duerme demasiado o durante demasiado tiempo se despertará con una sensación de mareo que muy probablemente se convertirá en un dolor de cabeza. Generalmente nuestro cuerpo nos anuncia cuando uno ha dormido lo suficiente. Escuche la señal y levántese de una vez, no sucumba a la tentación de quedarse mas tiempo en la cama.

Otra cosa que es muy importante es que se mantenga alejado de los sedantes. Los sedantes no son una solución a sus problemas de sueño. Muchos de ellos son adictivos y para peor inevitablemente su acción medicinal dejará de funcionar con el tiempo. Los sedantes también alteran la sensación de descanso al tiempo de despertar. Es decir que puede dormir bien por la noche cuando toma sedantes, pero lo más probable es que raramente se despertará con la sensación de haber descansado lo necesario.

Mantenga Un Ambiente Adecuado

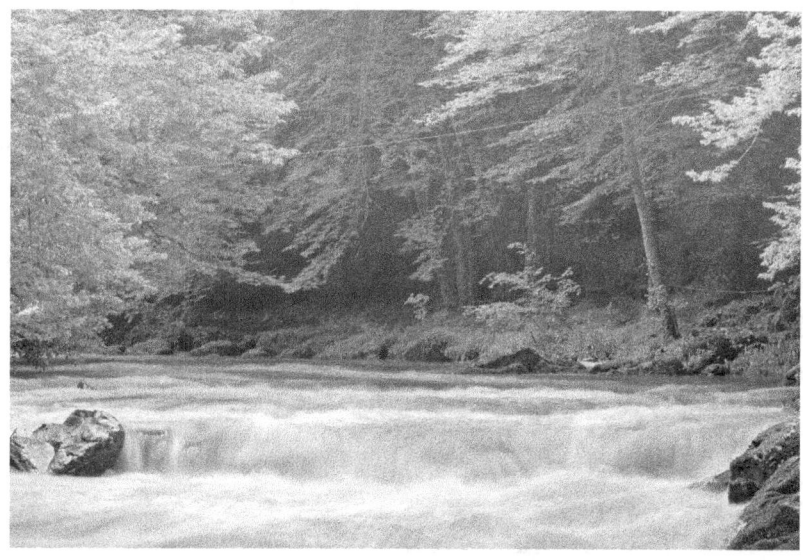

Tanto el ambiente externo como el ambiente interno juegan un papel muy importante en su bienestar, inclusive en lo que toca al control de los elementos que pueden desencadenar sus dolores de cabeza. Por tanto es importante que preste la debida atención al aire que respira y a otros factores ambientales que pueden afectar sus sentidos.

Evite el aire contaminado

Evite la inhalación de gases contaminantes como el humo de automóviles y el tabaquismo de segunda mano. Muchos de los gases que emiten los automóviles y otros tubos de escape son altamente tóxicos y le pueden provocar un dolor de cabeza.

El tabaquismo de segunda mano por el cual inhala el humo del cigarrillo de su vecino, también puede causar un dolor de cabeza. Esto es especialmente cierto si usted no es un fumador y no está acostumbrado al olor del humo.

El humo del incienso tampoco es bueno para usted porque contiene una gran cantidad de alcaloides. La inhalación de alcaloides puede despertar un montón de cambios en su mecanismo interno, así que no tome el riesgo.

Evite habitaciones mal ventiladas

Las habitaciones mal ventiladas obviamente no tienen ni suficiente ni buen aire para respirar sanamente. Si la habitación huele a humedad también es una buena idea evitarla o abrir todas las ventanas y puertas para dejar entrar el aire fresco. Tampoco es bueno dormir en una habitación que no tiene una ventilación adecuada. Incluso si el aire acondicionado está encendido, también encienda el ventilador para hacer que circule el aire.

Mantenga fragancias y perfumes a buena distancia

Las fragancias intensas de algunos perfumes y de los

desodorantes ambientadores le pueden provocar un dolor de cabeza. Esto no tiene que ser algo que usted ha utilizado en su propio cuerpo, sino también el perfume que ha utilizado su vecino. Así que si usted se encuentra cerca a esa persona perfumada y empieza a sentir que se esta mareado, trate de pasar a una distancia segura. También si usted es propenso a la infección en los senos nasales, los aerosoles son malos para usted, así que trate de utilizarlos lo menos posible.

Evite elementos que provocan reacciones alérgicas

Averigüe si usted tiene alguna alergia, ya que las alergias pueden causar dolores de cabeza. Algunos de nosotros somos alérgicos a ciertas sustancias, que podrían incluir ciertos olores o ciertos sabores. Cada vez que le dé un dolor de cabeza, póngase a pensar en los olores o sabores a los que estuvo expuesto durante el día. Si le es posible tome notas para poder relacionar causa y efecto con mayor facilidad..

Evite la contaminación sonora

El exceso de ruido es malo para usted. En efecto, la contaminación sonora es una de las razones principales para que los dolores de cabeza se hayan hecho mucho más prevalentes. Contrariamente a la creencia popular, la contaminación acústica no es solamente causada por las

máquinas y los automóviles, sino más también principalmente por la música a alto volumen.

Tenga cuidado de bajar el volumen si quiere escuchar
música. Se supone que quiere escuchar música con el fin de
calmar sus nervios, pero si lo hace con volumen muy alto
simplemente obtendrá el efecto contrario. Su presión arterial
en realidad va a subir y los niveles de adrenalina también se
incrementarán, aumentando su tensión nerviosa y la
posibilidad de un dolor de cabeza.

Lo mejor que puede hacer es mantenerse alejado de todas
las fuentes de ruido y eso incluye también a niños ruidosos. Si
se está desenvolviendo en una zona de mucho ruido, use
orejeras o tapones de algodón grueso. La mayoría de las
tiendas de comestibles y tiendas de conveniencia venden
tapones que le asistirán a reducir o bloquear el ruido.

Ponga atención a los colores que lo rodean

Los colores a su alrededor también tienen pueden afectar
considerablemente la manera en que trabaja su mente. Esto
es especialmente cierto cuando se trata de las habitaciones
que mas frecuenta. Por ejemplo se ha podido determinar que
el rojo y el naranja no son los colores más adecuados para su
dormitorio o su sala de estar. Le sería mejor optar por tonos
pastel o colores oscuros calmantes como azules y verdes.

Como Combatir La Cefalea Tensional

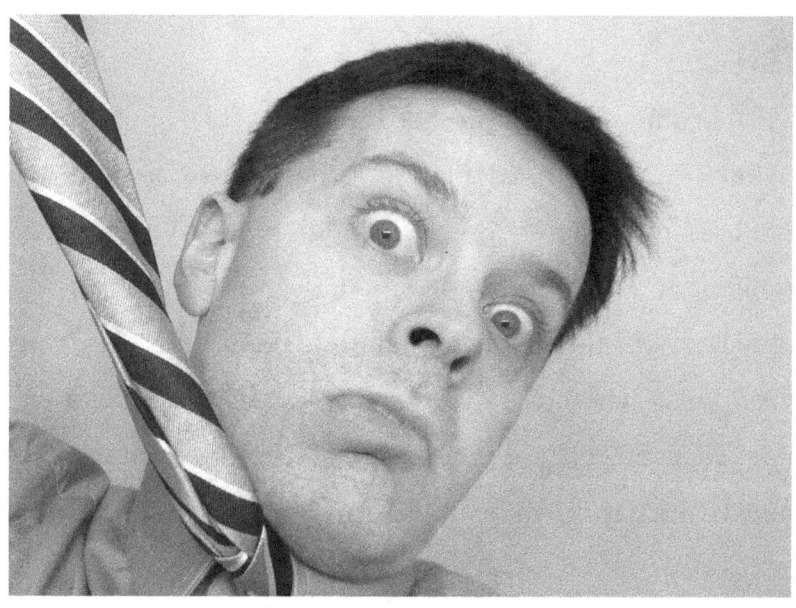

Es necesario entender que el dolor de cabeza tensional se origina a partir de los músculos cervicales y del cuello. Cuando los músculos se ponen tensos, lo que realmente sucede es que el ácido láctico se acumula en ellos. En condiciones normales, cuando un músculo trabaja, la glucosa se convierte en dióxido de carbono y agua. Estos dos materiales de desecho son eliminados con facilidad. Pero cuando un músculo tiene que trabajar por mucho tiempo o más intensamente porque la demanda de energía es demasiado alta, las células no tienen tiempo de convertir la glucosa completamente en dióxido de carbono y agua. En cambio, la glucosa se convierte en otra sustancia que es el ácido láctico.

El problema es que el ácido láctico restringe el movimiento de los músculos aún más y esto se traduce en calambres musculares. En tales condiciones, la aplicación de un poco de presión puede ayudar a los músculos en la liberación del ácido láctico. Cuando los músculos cervicales y del cuello se llenan de ácido láctico, a menudo resulta en un dolor de cabeza. El ejercicio que describo a continuación puede resultarle muy eficaz.

1. Encienda la ducha y dirija el flujo de la corriente de agua hacia la parte posterior de su cuello.
2. Ahora gire la cabeza como si estuviera tratando de ver quién está situado detrás de usted.
3. Mantenga esta posición por uno o dos minutos.
4. Luego repita el ejercicio, pero esta vez volteando a ver al lado opuesto.

Aprenda a darse un masaje relajante

Debido a que la autorelajación es particularmente muy

útil para aquellos que sufren de dolores de cabeza tensionales, a continuación he incluido algunos consejos sobre la forma de desestresarse.

La terapia de tacto es una técnica nueva que ahora está disponible para curar dolores de cabeza. Una gran cantidad de investigación ha sido realizada en esta área, pero hasta la fecha pese a que se conocen los buenos resultados, los expertos no han sido capaces de explicar exactamente cómo la terapia de tacto trabaja para ayudar en la curación. La mejor explicación posible es que nuestros cuerpos están hechos para responder a los toques de los nuestros semejantes.

Cuando éramos bebés los toquecitos de nuestras madres eran tal vez lo más tranquilizador en el mundo. De hecho, los expertos están desconcertados por la forma en que bebés recién nacidos son capaces de distinguir entre el tacto de la madre y el de un extraño. A medida que envejecemos nos deleitamos de las palmaditas de aliento y caricias de nuestros padres y maestros. Incluso en nuestra vida social hay una gran cantidad de toqueteo frecuente, empezando por el apretón de manos que probablemente utilizamos como un intercambio de calor.

Cuando una persona está enferma y miserable, el tacto de otra persona, especialmente si se trata de una persona que realmente se preocupa por ella, puede jugar un papel muy importante y llegar a aliviar su dolor. Lo único que la persona tiene que hacer es proceder suavemente y en el proceso estar atenta a las señales del paciente para así poder detenerse cuando este ya ha tenido lo suficiente.

Trate de masajear ciertos puntos clave de su cuerpo, como la nuca, los músculos del hombro y del cuello. Todo el sistema nervioso, los vasos sanguíneos, y los sistemas esquelético y muscular están interconectados. Si puede identificar ciertos puntos nodales del cuerpo y aplicar la presión allí, de hecho puede obtener alivio de un dolor de cabeza. Trate de masajear sus sienes suavemente para estimular la circulación sanguínea y relajar los músculos de la frente y las sienes. Esta acción por sí relaja a una persona y proporciona alivio de un dolor de cabeza. Simplemente tenga cuidado de aplicar la cantidad correcta de presión.

Alivie la tensión del cuello

El siguiente ejercicio le ayudará a deshacerse de un dolor de cabeza relacionado con la tensión. Es normalmente un ejercicio que se realiza con la ayuda de un experto, pero pierda cuidado porque es perfectamente seguro hacerlo por cuenta propia.

1. Coloque su mano derecha en la parte superior de su cabeza dejándola reposar sobre su frente.

2. Ahora gire suavemente la cabeza hacia la derecha. Esto despejará el lado izquierdo de su cuello para que su mano izquierda pueda tener fácil acceso a él.

3. A continuación coloque la palma de su mano izquierda sobre la parte de atrás de su cuello y deje que sus dedos traten de sentir cualquier músculo que se encuentre particularmente tenso.

4. Para ello, todo lo que tiene que hacer es dejar que sus dedos se desplacen a ras del cuello como las patas de una araña, pero con un poco más de fuerza.

5. Cuando haya encontrado un músculo tenso, aplique una suave presión sobre él usando las yemas de los dedos.

6. A tiempo de aplicar presión, inhale aire y reténgalo durante diez a veinte segundos.

7. La aplicación de presión debe continuar mientras sostiene el aire.

8. Concéntrese en la liberación de la tensión de ese músculo.

9. Convenza a su mente de que todas las toxinas que estaban reprimidas en los músculos ahora terminarán liberadas.

10. Cuando sienta que el músculo se ha relajado, afloje la presión y al mismo tiempo exhale por la boca, sintiendo que todas las toxinas han sido liberadas de su cuerpo.

11. Repita el ejercicio en el mismo lado del cuello tratando de encontrar otro músculo tenso.

12. Continúe de esta manera hasta que haya tratado todos los músculos en su lado izquierdo.

13. Ahora repita este ejercicio con el lado derecho de su cuello y en esta ocasión usando su mano derecha.

En lo más posible mantenga la calma

Trate de mantener su mente libre de preocupaciones. Tomar una siesta es una buena manera de despejar la mente. Si le da prioridad de tiempo puede tomar una siesta de veinte minutos durante su hora de almuerzo. Usted se despertará refrescado y sin muchas preocupaciones. Alternativamente, salga de su encierro y respire el aire fresco. Una buena caminata al aire libre lo ayudará a despejar la mente y a oxigenar el cerebro. Por lo menos le dará la posibilidad de cambiar de ambiente y removerse temporalmente del origen de sus preocupaciones.

Y si ya se siente estresado, trate de relajarse. Las velas aromáticas, baños calientes, y la música suave, de preferencia sin audífonos, pueden ayudarle considerablemente a relajarse. Aunque suene simple la práctica del yoga funciona muy efectivamente. También para los creyentes la oración es considerada como una manera excelente para desestresarse.

La ira y la irritación son las principales causas de dolores de cabeza. Trate de evitar demasiada frustración, ya sea causada por el trabajo, el cuidado de los hijos, u otros factores. La frustración también puede provocar un dolor de cabeza. Evite a las personas irritantes y cuando usted sienta que puede perder el control, dé un paso atrás y tome diez respiraciones profundas.

Recurra a la meditación

La meditación trae consigo paz a la mente a medida que aprendemos a observar nuestro alrededor. El hacernos uno con él nos ayuda a enfocar nuestra energía mental en una sola cosa a la vez. La mente humana es una casa de máquinas virtuales de energía, pero a menudo esta energía queda sin canalizar o sin explotar. Mucha energía se llega a perder en cosas extrañas que no valen la pena. A través del proceso de la meditación podemos aprovechar esta energía y utilizarla para fines constructivos.

He visto personas que en el intento de escapar del ambiente se tapan los oídos con algodón para bloquear los sonidos, pero eso no es el propósito que queremos lograr. Por el contrario, deberíamos centrarnos en los sonidos que nos rodean, escucharlos y ser conscientes de ellos. En primer lugar escuche los sonidos más grandes a su alrededor, como el tráfico o las máquinas o incluso la música fuerte en el apartamento de su vecino. A continuación, escuche los sonidos más suaves como el zumbido de la nevera, o el aire acondicionado y luego ponga atención al sonido de su propia respiración. Si usted puede oír su propia respiración, entonces ha conseguido su propósito y esto es lo que debe continuar haciendo de ahí en adelante. Trate de concentrarse en el "aquí" y el "ahora" y no en el mañana o el ayer. ¡Después de todo, todos vivimos en el presente y no en el ayer o el mañana!

En las etapas iniciales es posible que su mente vaya a la deriva pero poco a poco aprenderá a concentrarse más y más. La idea detrás de la meditación no es cortar todas las fuerzas a su alrededor, sino más bien convertirse en una de ellas. Para poder meditar es muy útil primero hacer una preparación mental, lo cual paso a detallar a continuación.

1. Siéntese cómodamente en silencio con los ojos cerrados durante treinta segundos.

2. Realice un masaje breve de cuerpo. El masaje comienza presionando suavemente las manos contra la cara, luego hacia la parte superior de la cabeza, de bajada por el cuello y hacia el corazón.

3. A continuación, los hombres prosiguen usando suavemente la mano izquierda para presionar y masajear primero la mano derecha y luego por el brazo y de vuelta hacia el corazón. Una vez más, todo esto se hace con la mano izquierda.

4. Las mujeres hacen lo mismo, pero comienzan por un masaje de la mano izquierda y el brazo y de vuelta al corazón, usando la mano derecha. Entonces los hombres y las mujeres cambian los brazos y aplican masaje a la otra mano y al otro brazo, y de nuevo de vuelta hacia el corazón.

5. A continuación, los hombres prosiguen dando masajes a los pies y la pierna derecha, hacia arriba, y hacia el corazón. Esto se hace pulsando con las dos manos suavemente. Luego, un masaje en el pie izquierdo , hacia arriba por la pierna y de vuelta hacia

el corazón. Las mujeres hacen lo mismo, pero comienzan con el pie izquierdo, antes de repetir el proceso para el pie y la pierna derecha. Esto se hace mejor con los ojos cerrados. El tiempo total para el masaje es de aproximadamente un minuto.

6. Sentado cómodamente con la espalda recta, ejecutará una técnica de respiración que se llama "Pranayama". Comience con diez segundos de Pranayama rápido. Esto lo hará usando respiraciones cortas y suaves por una sola fosa nasal. Cierre alternando una respiración (inhalación y exhalación) a la vez las fosas nasales con el pulgar y los dedos medios. Los hombres usan la mano derecha para hacer esto mientras que las mujeres utilizan su izquierda. Esto se hace mejor con los ojos cerrados. El procedimiento debe ser sin esfuerzo y fácil, y si está experimentando cualquier problema como mareos o hiperventilación, es porque que lo está realizando incorrectamente y su práctica debe suspenderse hasta recibir instrucciones personales en esta técnica.

7. Sentado cómodamente con la espalda recta, realice nueve a diez minutos de Pranayama lento. Esto se hace de manera similar al Pranayama rápido, pero con

respiración normal (ni corta ni larga). En la exhalación permita que la respiración fluya de forma natural, no forzada. En la inhalación debe usar alrededor de la mitad del tiempo que usó para la exhalación. Aguante la respiración después de inhalar por un breve momento (uno o dos segundos), mientras que, alternativamente, cierre la otra fosa nasal con el dedo, y prepárese a exhalar. Todo el procedimiento debe ser sin esfuerzo y suave. Si usted siente que necesita más aire, sólo tiene que respirar profundamente, pero no hiperventilar. Usted debe respirar normalmente, sólo alternando las fosas nasales después de exhalar e inhalar. Esto se hace mejor con los ojos cerrados.

8. Finalmente, siéntese cómodamente en silencio y con los ojos cerrados durante cinco minutos.

Recurra a una mascarilla calmante

Las mascarillas son una manera maravillosa para desestresarse. Muchos supermercados y tiendas de belleza las venden, sin embargo usted puede hacer una en casa con materiales que son cien por ciento seguros para su piel. Uno de los mejores paquetes faciales que he encontrado es igual de eficaz tanto para un dolor de cabeza sinusal como para un dolor de cabeza tensional es el paquete facial cuajado.

Empiece por enfriar la cuajada en el refrigerador por unos minutos y si no tiene la cuajada, el yogurt es un buen remplazo. Entonces todo lo que tiene que hacer es aplicar una capa fina de esta cuajada o yogurt en la frente y en la región alrededor de sus ojos, pero teniendo cuidado de ver que no entre a sus ojos. Cuando sienta que la primera capa se haya secado aplique una segunda capa. A continuación, acuéstese con la cara en alto por cinco a diez minutos. Para cuando enjuague su rostro va a experimentar una sensación de frescura y renovación.

Evite La Inflamación Nasal

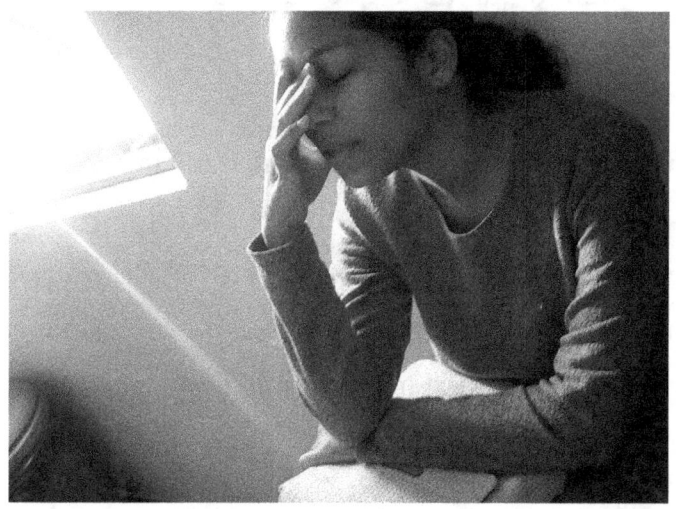

A continuación le brindo cuatro grupos de consejos que están enfocados en proporcionar alivio o evitar dolores de cabeza que se originan por problemas con los senos nasales.

Despeje su nariz

Si usted tiene un problema de sinusitis, suénese la nariz con frecuencia. Sonarse la nariz ayuda a deshacerse de la mucosidad que se acumula en los senos nasales y es aún mejor si usted puede sonarse la nariz después de una inhalación de vapor.

También es una buena idea que se enjuague la nariz con

agua, que es una forma muy efectiva de limpiar los senos nasales y también evitar un ataque de alergia provocada por el polvo. Todo lo que tiene que hacer es recoger y mantener un poco de agua en su mano y luego sumergir en ella su nariz y aspirar el agua con mucho cuidado. El agua sólo debe ascender el conducto de la nariz y no debe ir más allá, lo cual puede regular mediante el control de la respiración. Después de aspirar el agua, simplemente deje de aspirar o exhale suavemente para dejar que el agua salga. Repita este proceso un par de veces. Es posible que inhale un poco de agua en sus primeros intentos, pero con la práctica adquirirá la técnica apropiada.

Si usted tiene una alergia al polvo, manténgase alejado de él ya que el polvo puede provocar la infección en los senos. Asegúrese de cambiar los filtros de aire regularmente y considere la compra de filtros especiales para personas alérgicas al polvo. Si le resulta imposible mantenerse alejado del polvo, al menos use una máscara de gas.

Ensaye una terapia de vapor

La inhalación de vapor es una de las terapias más recomendadas para personas que sufren de dolor de cabeza de origen sinusal, ya que es una excelente manera de limpiar todos los espacios en el interior. Si usted tiene una infección también una inhalación de vapor puede ser muy relajante. Durante la inhalación de vapor es importante que tenga mucho cuidado con sus ojos. Tenga en cuenta que no es aconsejable exponer los ojos al vapor y por ende tenga cuidado de proteger sus ojos mientras esté inhalando el vapor. Otro factor con el que usted debe tener cuidado es con la temperatura del vapor. Su objetivo no es quemarse la piel, sino enviar algunos vapores calientes hacia la nariz.

Los vapores de mentol también pueden ser de mucha ayuda, ya que el mentol puede ayudar a despejar los senos nasales. Para ello simplemente disuelva un bálsamo o ungüento en el agua caliente que va a inhalar. Esta es la mejor manera de inhalar vapores de mentol. Algo que usted debe tener bien en cuenta es que una vez que llegue el dolor de cabeza, cuanto antes se inhala es mejor. Si espera mucho tiempo, usted va a tener que inhalar más y en intervalos más cortos para que la inhalación pueda ejercer un efecto calmante sobre su dolor de cabeza.

La acupresión puede brindarle alivio rápido

La acupresión es el arte antiguo de usar los dedos para presionar de a poco puntos clave y así estimular la capacidad autocurativa del cuerpo. Una gran ventaja del método de acupresión es que no tiene efectos secundarios. Es algo que usted puede hacer completamente por su cuenta y si lo hace correctamente, puede conseguir alivio casi instantáneo. Simplemente necesita conocer la demarcación de sus senos nasales para poder aplicarlo. A continuación he descrito los pasos en detalle:

1. En primer lugar tiene que tener una idea clara de dónde están sus senos nasales. Para ubicarlos recomiendo que primero se acueste sobre una superficie plana de preferencia sin el apoyo de una almohada.

2. Lo siguiente que debe hacer es deslizar sus dedos suavemente sobre la cara, tomando nota de las diversas elevaciones y depresiones.

3. Ahora deje que sus dedos permanezcan en la parte de encima de sus ojos, pero justo debajo de la ceja. Sienta el hueso de allí y deje que los dedos sientan una muesca en el hueso. Este espacio se extiende desde allí hacia el hueso nasal. Este es el primer punto de su seno nasal.

4. Ahora deje que sus dedos se desplacen bajando aún más hasta llegar a la depresión que existe a ambos lados de la nariz a mitad de camino entre los ojos y la boca. Este es su segundo punto del seno nasal.

5. Ahora lo que tiene que hacer es aplicar presión en estos puntos. Tenga mucho cuidado de usar sólo las bolas blandas de los dedos y no las puntas, que pueden tener las uñas largas. Al comienzo aplique una presión suave. Mientras lo hace es posible que experimente una sensación de pinchazo y si acaso le duele, puede detenerse de inmediato. Si no le duele continúe aplicando más presión cada vez, hasta que casi no la pueda tolerar.

6. Luego, quite la presión y quédese allí un minuto experimentando el desvanecimiento del dolor.

7. Repita esto con el punto segundo del seno. Algo que puede tener en cuenta es que si sus senos están infectados estas regiones estarán un poco hinchadas

Evite el llanto

Si usted es propenso a dolores de cabeza sinusal, el llanto no lo favorece. Cuando una persona llora por un minuto o dos hay una muy buena posibilidad de que las lágrimas darán lugar a un dolor de cabeza. Si usted siente que va a comenzar a llorar, trate de respirar profundamente, o trate de acostarse y quedarse dormido. Algunas situaciones son inevitables, pero otras, como ser las novelas o películas tristes, son fáciles de evitar.

Preste Atención a Su Dieta y Su Actividad Física

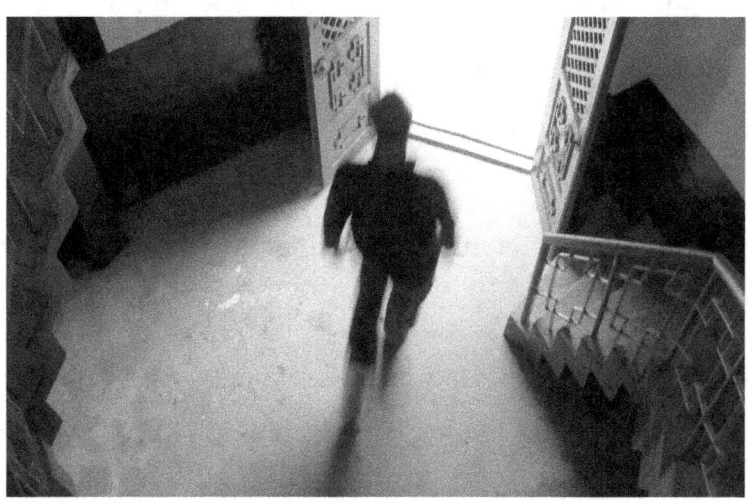

Fíjese en los alimentos que consume

Por si no lo había escuchado antes, también su dieta y sus hábitos alimentarios pueden afectar el riesgo de tener un dolor de cabeza. Ciertos alimentos han sido asociados adversamente con dolores de cabeza y también ciertos hábitos alimentarios, como saltarse las comidas y no beber suficientes líquidos, pueden contribuir significativamente.

Aunque de ninguna manera es una lista completa, a continuación le paso un resumen de los alimentos que más comúnmente están asociados con los dolores de cabeza y que por ende haría bien en mantenerlos marginados de su dieta..

- **Condimentos:** La sal y el glutamato monosódico (MSG) que se encuentra en comida china, salsa de soja y en muchos alimentos procesados.

- **Frutas y verduras:** Las frutas cítricas, los plátanos y las nueces, las cebollas, las habas, el aguacate, la mantequilla de maní, y el gluten que hay en el trigo y el maíz.

- **Bevidas:** El vino tinto, el chocolate, el café, el té negro, bebidas cafeinádas, y bebidas endulzadas con aspartamo.

- **Carne procesada:** Las salchichas. carnes frías, y otros embutidos que contienen nitrato.

- **Comida fermentada o marinada:** Escabeches, quesos curados o amarillentos y crema agria.

Procure comer alimentos orgánicos, ya que muchos alimentos, especialmente carnes y verduras, contienen pesticidas y hormonas que no son buenas para el cuerpo. Cada vez más tiendas y almacenes están ofreciendo alimentos orgánicos que son más seguros para el cuerpo porque reducen la cantidad de productos químicos extraños que entran en el torrente sanguíneo. Si su supermercado local no ofrece alimentos orgánicos, entonces haga una búsqueda por *Google.com* para ver si su ciudad tiene una tienda de orgánicos en otra vecindad.

Evite el hambre

Procure comer a horas determinadas y ni se abstenga de comidas ni se desenvuelva con hambre. Cuando se olvida de las comidas o come en horas fuera de lo habitual en realidad está privando a su cuerpo de la energía que este demanda. Como el cerebro es un consumidor mayor de energía, no es sorprendente que el hambre es el peor enemigo de una persona que es propensa a los ataques de migraña.

Cuando se priva de comer su cuerpo irá en búsqueda de otra medida y comenzará a trabajar con las reservas de grasa. Sin embargo el cuerpo no puede convertir fácilmente las grasas en azúcares que necesita desesperadamente. La necesidad de energía proveniente de los azúcares es especialmente mayor para las células de su cerebro. que demandan de buena parte de la energía y del oxígeno que su cuerpo consume. Así que cuando el cuerpo no recibe los alimentos que requiere, las células quedan privadas de energía y esto se manifiesta en forma de un dolor de cabeza.

Beba bastante agua

El agua es el elixir de la vida y por ende es la sustancia más importante que su cuerpo necesita. Cuanto más agua tome, mejor se sentirá. Si usted no bebe suficiente agua, el balance hídrico del cuerpo se interrumpe totalmente. El contenido principal de todas las células de su cuerpo está hecho de agua, y cuando su cuerpo no recibe suficiente agua, termina deshidratado, lo que invariablemente se traducirá en un dolor de cabeza. Para que una persona se mantenga saludable debe tomar por lo menos ocho vasos de agua al día. Si su consumo de agua está por debajo de esto, entonces por todos los medios beba más agua.

No descuide el ejercicio y la buena forma física

El ejercicio es una buena manera de prevenir dolores de cabeza. Sin embargo, debe quedarle claro que no debe tratar de hacer ejercicio si ya está experimentando un dolor de cabeza.

El ejercicio es una maravillosa manera de aumentar el flujo de sangre a los diferentes órganos y partes del cuerpo. Así que si usted puede desarrollar un patrón regular de ejercicios, de hecho esto favorecerá a una mejor circulación sanguínea y el suministro adecuado de oxígeno a las células del cerebro y diferentes partes del cuerpo.

El ejercicio no significa necesariamente recurrir a maquinaria pesada ni sofisticada. Si usted tiene el tiempo para ir a un gimnasio todos los días, desde luego que eso está muy bien, pero supongo que la mayoría de nosotros no tenemos el tiempo para ejercicio regular en un gimnasio, por lo que la alternativa es hacerlo en casa.

Ya sea en casa o en un gimnasio, lo que es muy importante es que usted debe tratar de hacerlo con regularidad. La regularidad es muy importante para obtener el efecto deseado en su cuerpo. Sea persistente y constante ya que comenzar es la parte fácil, pero lo que se hace difícil es seguir una rutina regular de ejercicios y esto es lo que hace que la mayoría de la gente termine abandonando el ejercicio.

Un hecho generalmente aceptado es que el momento favorito para el entrenamiento físico es la noche. Pero la mayoría de nosotros nos encontramos agotados por las noches y consecuentemente nuestros cuerpos estarán demasiado cansados para hacer ejercicio. El resultado es que después de los primeros días del ejercicio, el interés simplemente disminuye. La otra razón es que en las noches hay mil y una cosas que pueden surgir y consecuentemente apenas nos queda tiempo para entrar en calor. Así que lo mejor es reservar algo de tiempo para hacer ejercicio en la mañana.

Hay dos ventajas de apartar tiempo en la mañana. La primera ventaja es que en la mañana nuestros cuerpos están frescos y llenos de energía. Pese a que hay una creencia popular de que el ejercicio substrae energía del cuerpo, en realidad es todo lo contrario. El ejercicio hace que circule más sangre a través de las diferentes partes del cuerpo y de esta manera nuestras células estarán bien oxigenadas. De hecho, después de haber hecho ejercicio nos sentimos recargados y listos para enfrentar los desafíos del día. La segunda ventaja es que en la mañana podemos planificar para todo el día sin dejar que la rutina de ejercicio afecte el resto de nuestras actividades.

¿Qué pasa con aquellos de nosotros que nunca hemos ejercitado nuestros cuerpos anteriormente? En estos casos puede que tengamos que empezar bajo la supervisión de un instructor, lo que pueda requerir que usted tenga que ir a un gimnasio. Pero hay dos cosas simples que cualquiera podría hacer para no necesitar la ayuda de ningún instructor. ¿Sabe cuales son?

Estas dos cosas son caminar y nadar. Todos sabemos caminar y una buena mayoría sabe nadar. Para estas dos actividades no se necesita mucho equipo y los expertos dicen que estos dos ejercicios no tienen efectos secundarios y son excelentes para eliminar el estrés. Así que por la mañana despierte como media hora antes, póngase sus zapatos para caminar y salga de la casa. En la mayoría de las rutas habrá menos gente a esta hora y también menos contaminación. En poco tiempo encontrará que esta es una maravillosa manera de comenzar su día.

Cualquiera que fuera su elección final como ejercicio, es muy importante que estire sus músculos con frecuencia y de esta manera no permitirá que se inicie un calambre. Lo mismo si usted siente que ha estado en la misma posición durante mucho tiempo, estírese. También frote sus manos, sus pies y los músculos de su cuello para estimular la circulación.

También Recurra A Su Médico

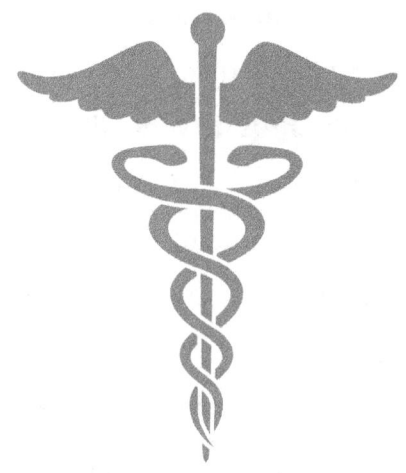

Consulte a su médico específicamente acerca del dolor de cabeza. Muchas personas se sienten incómodas de ir a un médico con algo tan insignificante como un dolor de cabeza. Pero el hecho es que no hay nada insignificante en el sufrir de dolores de cabeza. Es una de las estadísticas más alarmantes que cada año el país pierde millones de dólares en jornada productiva porque los buenos trabajadores se ausentan o no rinden a causa de dolores de cabeza. Así no es nada sorprendente que muchos profesionales hacen un negocio próspero mediante la creación de clínicas de dolor de cabeza.

Si usted sufre de dolores de cabeza, el escribir un diario como el que recomiendo a continuación le sería muy útil a su médico para poder arribar a un mejor diagnóstico. Siga las sugerencias de su médico y también tenga en cuenta que usted le puede decir a su médico que preferiría no ser tratado por medio de medicamentos de venta libre.

A propósito, proporcione a su médico una lista completa de los todos los medicamentos que ya consume. Los medicamentos que usted tiene que hacer notar son las píldoras anticonceptivas, medicamentos para la presión arterial y los suplementos hormonales. Tenga en cuenta que algunos de estos medicamentos pueden alterar el sistema vascular, lo que conduce a un dolor de cabeza.

Mantenga un diario de sus dolores de cabeza

Pese a que la idea puede sonar un poco extraña, recurrir al uso de un diario es algo que todo el que sufre de dolores de cabeza debe hacer. Los factores que la persona debe documentar en su diario son la frecuencia de los dolores, su intensidad, la alimentación, el consumo de bebidas, las condiciones climáticas, el estrés y en el caso de las mujeres los ciclos menstruales.

Es importante que durante la elaboración de su diario tome nota de los siguientes factores relacionados a sus dolores de cabeza:

- *Frecuencia*: ¿Con qué frecuencia se dan los dolores de cabeza?

- *Intensidad*: ¿Qué tan grave es el dolor? Usted puede medirlo por sí mismo con una escala de 5 puntos, donde el 0 significa ningún dolor, mientras que el 5 significa que tiene el peor dolor que ha sufrido.

- *Duración*: ¿Cuánto tiempo dura el dolor. ¿Se va por sí solo o tiene usted que procurar un sueño profundo antes de recibir alivio?

- *Medicamentos*: ¿Tiene que tomar algún medicamento antes de recibir alivio de su dolor y si tiene que tomarlo cuántas veces y en qué cantidad?

A través del diario usted puede tratar de identificar aquellos factores que podrían ser responsables por desencadenar sus dolores de cabeza. También podría averiguar qué tan frecuentes son los dolores y si están relacionados con cualquier condición externa como el clima o viaje. Esta práctica le ayudará a saber si hay causas bien definidas para así evitarlas en el futuro.

Aún Más Consejos

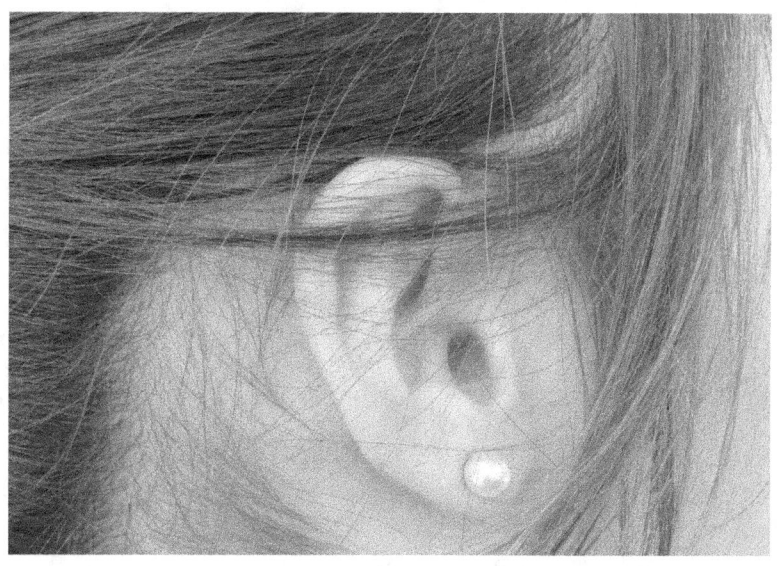

Preste atención a su postura

La postura incorrecta al sentarse puede resultar en un dolor de cabeza. Si usted no se sienta bien cuando usted está trabajando esto podría impactar los músculos de su cuello y hombros. Recuerde que si los músculos del cuello están acalambrados el resultado será un dolor de cabeza. Hay dos consejos importantes que le ayudarán a conseguir la postura correcta:

1. En primer ligar, nunca se "heche" en su silla. Más bien trate de sentarse lo más erguido que le sea posible.

2. En segundo lugar, en vez de inclinarse hacia delante, trate de mantener su cuello recto.

Usted encontrará ayuda audiovisual sobre la mejor manera de sentarse y sobre otras posturas correctas si hace una búsqueda en *YouTube.com* por el término "Postura correcta para sentarse"

Si usted encuentra que aun así sigue manteniendo una mala postura, puede considerar la compra de una almohadilla de apoyo lumbar, u otros dispositivos diseñados para que se siente correctamente. Estos están disponibles en tiendas de oficina y tiendas de suministros médicos.

Hágase curar los dientes

Los dientes en mal estado pueden causar una serie de problemas de salud, incluyendo dolores de cabeza. Si usted tiene una infección dental que no ha recibido tratamiento hay una gran probabilidad de que el dolor se irradie al resto de la cabeza. La probabilidad de esto es aún mayor si el diente malo está en el hueso de la mandíbula superior. Nunca tome un diente malo a la ligera. Obtenga la ayuda de su dentista tan pronto como usted siente que hay algo malo con sus dientes. Caso contrario se está enfrentando a un riesgo elevado de desarrollar un dolor de cabeza que después no desaparezca fácilmente.

Mantenga el agua fuera de sus oídos

No deje que le entre agua a sus oídos, especialmente si se sumerge en una piscina. En este caso, lo mejor que puede hacer es cubrirse el cabello y las orejas con un gorro de baño. En la mayoría de las piscinas se agregan productos químicos al agua para mantenerlas limpias y desinfectadas. Sin embargo, estos productos químicos no son lo mejor para su cuerpo y el cabello. Por lo tanto, siempre es recomendable cubrirse la cabeza con un material de protección.

Si el agua entra en los oídos trate de sacársela tan pronto como sea posible. De otra forma va a desarrollar una sensación de zumbido en los oídos, que puede acarrear un dolor de cabeza. La mejor manera de deshacerse del agua en el oído es echarse un poco más de agua al oído afectado y luego inclinar la cabeza hacia el hombro del lado de la oreja que contiene el agua. El agua agregada con mucha probabilidad hará que salga toda el agua de su oreja.

Evite el uso de substancias adictivas

Si fuma, deje de fumar ya que el tabaquismo afecta el funcionamiento de cada parte de su cuerpo. Cuando usted fuma en realidad está exponiendo su cuerpo a un alcaloide muy fuerte que es la nicotina. Así que si puede dejar de fumar de cualquier forma hágalo. Esto le ayudará a vivir una vida mejor y puede aportar mucho a la eliminación de su dolor de cabeza.

Si por lo contrario su dolor de cabeza desaparece cuando usted empieza a fumar, eso significa que su cuerpo se ha convertido en dependiente de la nicotina. En ese caso el dolor de cabeza puede ser un síntoma de abstinencia, pero también tenga en cuenta que este posiblemente sea un síntoma temporal mientras su cuerpo se acostumbre a la falta de nicotina.

Al igual que la nicotina, la cafeína en exceso es mala para usted. Si usted tiene el hábito de beber una taza de café a una hora fija todos los días, con toda probabilidad terminará con un dolor de cabeza si su cuerpo no recibe la dosis de cafeina necesaria.

También evite los calmantes y cada vez que sienta un dolor de cabeza no salga corriendo en busca de una aspirina. Algunos dolores de cabeza desaparecen por si mismos. No haga que su cuerpo dependa tanto de la aspirina. El punto a considerar es: ¿Por qué tiene que hacer a su cuerpo dependiente de las sustancias externas cuando él puede funcionar mucho mejor sin estas sustancias?

Beba menos alcohol

Es importante que mantenga el consumo de alcohol a menos de dos a tres vasos a la semana. Si los dolores de cabeza persisten, trate de dejar de beber por completo.

Un hecho bien conocido es que después de una borrachera viene una resaca (goma, ratón o guayabo), que generalmente acarrea un dolor de cabeza. Los siguientes consejos pueden ayudarle a evitar el dolor de cabeza causado por una resaca.

◆ El dolor de cabeza de resaca mayormente suele ser el resultado de la deshidratación. Si aumenta su consumo de agua mientras bebe alcohol y antes de acostarse, usted puede evitar, o por lo menos substancialmente disminuir, la resaca y el dolor de cabeza asociado con ella.

◆ Procure diluir la bebida con agua en lugar de refresco. Cuanto más agua tome, mejor.

◆ Nunca comience a beber con el estómago vacío. Tome un vaso de leche una o dos horas antes de ir a la fiesta.

◆ Coma bocadillos mientras está bebiendo. Por ejemplo, comer queso es bueno para prevenir un dolor de cabeza de resaca.

Vístase adecuadamente

Vista ropa adecuada tanto cuando está adentro como cuando está afuera. Su elección debe estar en completa armonía con las condiciones del tiempo y la temperatura a su alrededor. Usted tiene que entender que mucho es tan malo como muy poco. Si usted está excesivamente envuelto en prendas de vestir, de hecho puede resultar en una restricción del flujo de sangre a ciertas partes del cuerpo. Debe evitar corbatas y bufandas en lo más posible y si tiene que usarlos, trate de mantenerlos lo más sueltos posible sin llegar a perder la gracia.

Tome precauciones mientras viaja

Mientras viaja sea considerado con su cuerpo y dele tiempo para adaptarse a los cambios del tiempo. Por ejemplo, si usted está volando a través de la línea internacional de cambio de fecha, hay siempre la posibilidad de que usted experimente lo que es popularmente conocido como "jet lag". Darle tiempo a su cuerpo para adaptarse a cosas que le eran poco comunes y ponga lo mejor de su empeño para alcanzar el sueño que su cuerpo necesita mientras está de viaje. No sumerja la nariz en un libro o vea una película, DUERMA.

Tenga presente el efecto de algunos anticonceptivos

Su decisión de iniciar o continuar el uso de anticonceptivos orales se verá influida por riesgos de seguridad y la posibilidad de efectos secundarios no peligrosos. La cefalea es un efecto secundario que se menciona con frecuencia como una razón para no iniciar o continuar el uso de anticonceptivos orales. Las píldoras anticonceptivas pueden desencadenar dolores de cabeza debido a que sus moléculas realmente interfieren con el funcionamiento hormonal del cuerpo.

En general, hay tres situaciones principales que indican que no debería tomar la píldora o usar el parche anticonceptivo:

1. Si antes no tenían migraña, y los ataques de migraña aparecieron por primera vez después de que comenzó a tomar la píldora o usar el parche.
2. Si ya sufre de ataques de migraña sin alteraciones visuales y tiene 35 años o más.
3. Si ya sufre de ataques de migraña que van acompañados de trastornos visuales como ser una pérdida temporal de parte de la visión en un ojo, destellos de luz, etc.

Como el efecto del los anticonceptivos sobre la cefalea puede variar mucho de acuerdo a circunstancias individuales, siempre asegúrese de tomar el consejo de su médico o enfermera.

Epílogo

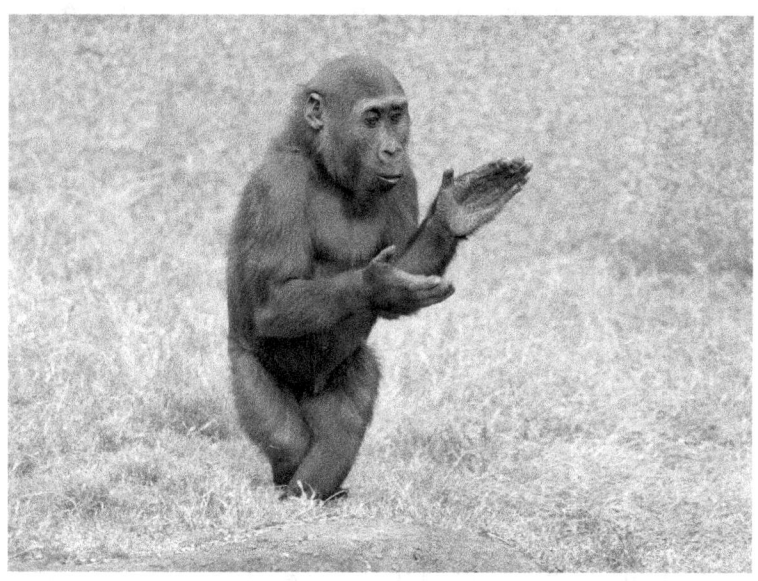

¡BRAVO!

Van para usted mis sinceras felicitaciones por haber terminado de leer esta colección de consejos para controlar los dolores de cabeza. Tengo por seguro que durante su lectura habrá llegado a apreciar que aunque un dolor de cabeza, sea migraña, jaqueca a cefalea tensional, puede dejar incapacitado aún al más fuerte y valiente, ahora la mayoría de los dolores de cabeza pueden ser prevenidos con tratamientos que están a su alcance y no requieren fármacos.

Aquí aprendió que las migrañas y otros dolores de cabeza

pueden ser tratados para que no vuelvan a presentarse como se presentaban antes del tratamiento. Al ubicar las causas de los dolores de cabeza, estos pueden ser desarraigados, las drogas ya no son necesarias y se puede reanudar una vida normal.

Ha sido expuesto a soluciones que aplican a las causas más comunes que cubren al noventa y ocho por ciento de los pacientes que sufren de migrañas y otros dolores de cabeza. Sin embargo, me cabe señalar que pueden haber otras causas de dolores de cabeza fuera de de las que las que he descrito aquí, para lo cual es aconsejable consultar a su médico.

El potencial de éxito esta en usted mismo. Ahora está armado con soluciones sanas y caceras que le ofrecen el potencial de de una vida mas tranquila y libre de dependencia química. Le recomiendo usar el conocimiento adquirido a la brevedad posible. No posponga la acción ya que lo ideal es que inmediatamente después de haber leído esta última frase comience a aplicar los métodos que responden a su situación. Estos consejos lo pueden ayudar mucho, pero sólo si usted actúa DE INMEDIATO.

Antonio Monroy, Ph. D.

Apuntes

Apuntes

www.ingramcontent.com/pod-product-compliance
Lightning Source LLC
Chambersburg PA
CBHW070122290526
45789CB00005B/2109